ÉTUDE

SUR

CERTAINES MODIFICATIONS

DANS LA SÉCRÉTION URINAIRE

CONSÉCUTIVES

A L'HÉMORRHAGIE CÉRÉBRALE

PAR

LE DR AUGUSTE OLLIVIER

Professeur agrégé à la Faculté de médecine de Paris
Médecin de l'hospice d'Ivry

PARIS

G. MASSON, ÉDITEUR

LIBRAIRE DE L'ACADÉMIE DE MÉDECINE

PLACE DE L'ÉCOLE-DE-MÉDECINE

1875

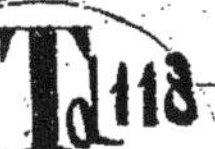

ÉTUDE

SUR

CERTAINES MODIFICATIONS

DANS LA SÉCRÉTION URINAIRE

CONSÉCUTIVES

A L'HÉMORRHAGIE CÉRÉBRALE

EXTRAIT DE LA GAZETTE HEBDOMADAIRE DE MÉDECINE ET DE CHIRURGIE

PARIS. — IMPRIMERIE DE E. MARTINET, RUE MIGNON, 2.

ÉTUDE

SUR

CERTAINES MODIFICATIONS

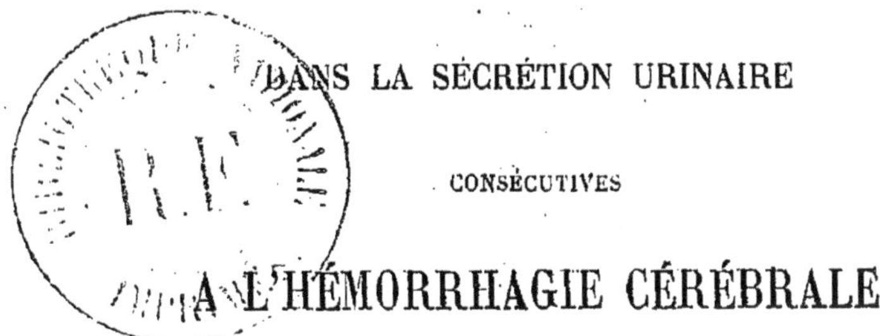

DANS LA SÉCRÉTION URINAIRE

CONSÉCUTIVES

A L'HÉMORRHAGIE CÉRÉBRALE

PAR

Le DR Auguste OLLIVIER

Professeur agrégé à la Faculté de médecine de
Médecin de l'hospice d'Ivry

PARIS

G. MASSON, ÉDITEUR

LIBRAIRE DE L'ACADÉMIE DE MÉDECINE

PLACE DE L'ÉCOLE-DE-MÉDECINE

1875

ÉTUDE

SUR

CERTAINES MODIFICATIONS

DANS LA SÉCRÉTION URINAIRE

CONSÉCUTIVES

A L'HÉMORRHAGIE CÉRÉBRALE

Je me propose d'appeler l'attention sur certains troubles de la sécrétion urinaire — polyurie, albuminurie et glycosurie — consécutifs à l'hémorrhagie cérébrale. Ces troubles ont été depuis longtemps observés et décrits dans les cas où la lésion atteint immédiatement ou avoisine de très-près les parties de l'encéphale dont la piqûre ou la désorganisation donne lieu, suivant le point lésé, à l'albuminurie, à la polyurie et au diabète passager (1). On peut en dire autant de certains cas où un traumatisme, même dans un point éloigné, a, par commotion, déterminé des modifications semblables de l'urine (2). Mais

(1) Claude Bernard, *De l'influence du système nerveux sur la composition des urines*, in *Comptes rendus de l'Académie des sciences*, 1849, t. XXVIII, p. 393. — *Leçons sur la physiologie expérimentale appliquée à la médecine*, 1855, t. I, p. 347. — *Leçons sur la physiologie et la pathologie du système nerveux*. 1858 t. I, p. 398.

Schiff (M.) *Lezioni di Fisiologia sperimentale sul systema nervoso encefalico*. Firenze, 1866 ; et 2ᵉ édit., 1873, p. 329.

Vulpian, *Recherches expérimentales relatives aux effets des lésions du plancher du quatrième ventricule*, in *Mém. de la Soc. de biol.*, 1861, 3ᵉ série, t. III, p. 259.

(2) On pourra consulter sur cette question l'excellent mémoire du docteur P. Fisher : *Du diabète consécutif aux traumatismes*, in *Arch. gén. de méd.*, 1862.

tout autres sont les faits dont je m'occuperai dans ce mémoire. L'altération n'atteignait ni le plancher du quatrième ventricule ni les pédoncules cérébraux, et cependant il existait de l'albuminurie, de la polyurie et de la glycosurie. Depuis un an, j'ai recueilli à l'hospice d'Ivry douze observations de ce genre (1). Ne pouvant donner à ce travail une trop grande étendue, j'en rapporterai ici quelques-unes seulement.

Ces troubles de la sécrétion urinaire surviennent presque toujours dès le début ou dans les premières heures qui suivent l'attaque hémorrhagique ; ils disparaissent ensuite dans la majorité des cas au bout de douze à vingt-quatre heures. Cela explique comment ils ont pu jusqu'ici passer inaperçus. En effet, dans les hôpitaux, lorsqu'on amène un individu frappé d'apoplexie, il n'y arrive qu'assez tardivement. On lui donne les premiers soins dans l'endroit même où il a été frappé. Il n'en est plus ainsi dans un hospice — où se trouvent réunis des vieillards et des infirmes : — lorsqu'ils ont une attaque d'apoplexie, ils sont immédiatement conduits à l'infirmerie. Ils peuvent être observés presque tout de suite, soit par le chef de service, soit par ses élèves ; et si, comme dans les cas que je rapporte, ceux-ci ont pris soin de recueillir, pour ainsi dire d'heure en heure, l'urine des malades, on peut apprécier ce que deviennent la quantité, la densité, la composition de ces urines, et les troubles consistant dans la polyurie, l'albuminurie

(1) Dans la séance du 11 avril 1874, j'ai signalé à la Société de biologie la fréquence de cette *triple* modification de l'urine dans l'hémorrhagie cérébrale, « nonseulement dans les cas où l'isthme de l'encéphale est atteint, mais encore lorsque le foyer siége plus haut dans les hémisphères cérébraux ou même à la surface des circonvolutions ». (*Comptes rendus et Mémoires de la Soc. de biol.*, 5ᵉ série, t. V, p. 176.) Dans mes premières recherches (*De l'apoplexie pulmonaire unilatérale dans ses rapports avec l'hémorrhagie cérébrale*, in Arch. de méd., 1873, 6ᵉ série, t. XXII, p. 167), mon attention n'ayant pas été éveillée sur ce sujet, je n'avais pas pensé à examiner l'urine immédiatement après l'attaque ; et par cela même j'avais été conduit à dire, dans quelques-unes de mes observations, qu'il n'y avait ni sucre ni albumine, et, en effet, au moment où j'observais, le sucre et l'albumine avaient disparu.

et la glycosurie, en supposant qu'ils ne durent que quelques heures, ne sauraient passer inaperçus.

J'arrive maintenant aux observations ; le lecteur voudra bien m'excuser s'il les trouve un peu étendues, mais ce sont en quelque sorte des expériences physiologiques, et par cela même, dans le détail des faits, rien ne devait autant que possible être négligé.

Obs. I. *Attaque d'apoplexie chez une femme de soixante-dix ans : coma ; hémiplégie de la motilité du côté droit ; la sensibilité à la douleur conservée ; polyurie, albuminurie, glycosurie. Légère amélioration. Le lendemain, nouvelle attaque, hémiplégie droite, mort. A l'autopsie : hémorrhagie méningée au niveau des deux hémisphères ; néomembranes anciennes ; foyer d'hémorrhagie à l'extrémité postérieure de la deuxième circonvolution frontale droite et de la première circonvolution latérale, foyer plus petit dans la circonvolution de Longet. Noyaux d'apoplexie à la base du poumon gauche ; hémorrhagie sous-pleurale à la face externe du poumon droit.* — La nommée Personne (Geneviève), âgée de soixante-dix ans, est admise le 2 février 1874 à l'infirmerie de l'hospice d'Ivry, salle Sainte-Geneviève, n° 42.

Cette malade, au dire de ses voisines, n'avait jamais été paralysée ; elle ne se plaignait ni de céphalalgie, ni d'étourdissements ; elle n'avait non plus jamais eu de convulsions. Depuis quelque temps, son intelligence s'était affaiblie, et par moments sa physionomie exprimait l'hébétude.

Le 2 février, vers six heures du matin, elle fait une chute en allant au cabinet ; mais elle peut se relever et retourner à son lit sans l'assistance de personne. — A dix heures moins un quart, elle est prise subitement de vomissements verdâtres, non alimentaires, puis s'affaisse et perd connaissance. On l'apporte alors à l'infirmerie, où nous la trouvons une demi-heure après dans l'état suivant :

Coma profond, tête rejetée en arrière par suite de la contracture des muscles de la nuque, face très-pâle, paupières abaissées ; déviation conjuguée des yeux à droite, léger nystagmus, pupille droite dilatée et ne se contractant plus sous l'influence de la lumière, pupille gauche normale ; commissure labiale gauche légèrement abaissée, joue gauche plus mobile que la droite pendant l'expiration.

La motilité paraît conservée dans le côté droit. Tous les mouvements spontanés qu'exécute la malade s'accomplissent avec les membres de ce côté. Les membres du côté gauche restent immobiles, et ce n'est que sous l'influence d'un fort pincement qu'on les voit remuer. Ils présentent, en outre, un notable degré de contracture, surtout le bras ; il existe une grande roideur dans l'articulation scapulo-humérale, tandis que l'on peut fléchir sans difficulté l'articulation du coude. La sensibilité à la douleur est à peu près aussi bien conservée à droite qu'à gauche, autant qu'on peut en juger par les grimaces que fait la malade lorsqu'on pince la peau. Il est à noter qu'il se produit alors une ecchymose violacée qui persiste. Le chatouillement de la plante des pieds produit des mouvements réflexes de chaque côté.

Les mouvements respiratoires sont ralentis et inégaux dans leur rhythme. L'auscultation des poumons et du cœur ne révèle rien d'anormal. Le pouls est petit, à 72 ; pas de vomissements, pas de garderobes.

La vessie est très-distendue ; le cathétérisme permet d'en retirer un demi-litre environ d'une urine acide et claire comme de l'eau. Traitée par la chaleur et l'acide nitrique, elle donne un léger nuage albumineux; par la liqueur de Fehling, nul précipité.

Voici les résultats des différents examens pratiqués à des intervalles assez rapprochés :

Deuxième examen, une heure. — Urine très-abondante, acide, limpide, flocons d'albumine par la chaleur et l'acide nitrique, précipité très-manifeste d'oxydule de cuivre par la liqueur de Fehling.

Troisième examen, quatre heures du soir. — Urine plus foncée en couleur, à réaction toujours acide. Le précipité d'oxydule de cuivre est moins abondant pour la même quantité d'urine essayée. L'albumine est au contraire en plus forte proportion.

Quatrième examen, sept heures. — La polyurie a cessé. On retire par le cathétérisme une urine plus foncée que lors du précédent examen. La liqueur cupro-potassique décèle encore des traces de glycose; même proportion d'albumine.

Cinquième examen, onze heures. — Urine de plus en plus foncée. Le sucre a complétement disparu. Albumine toujours très-abondante.

Sixième examen, le lendemain 3 février, à onze heures du matin. — L'urine a la couleur de la bière. La quantité d'albumine semble encore augmentée ; aucune trace de sucre.

Septième examen, trois heures du soir. — Urine toujours acide et foncée. La polyurie et la glycosurie ont disparu. L'albuminurie persiste au même degré.

Il est à noter que l'urine a été examinée à plusieurs reprises au microscope et que jamais on n'y a découvert d'éléments figurés, globules rouges ou globules blancs, mais seulement des cellules ou des débris de cellules épithéliales.

La température vaginale prise à une heure de l'après-midi est de 37°,4; à quatre heures, 38 degrés. A ce moment, le pouls est régulier, à 74 pulsations par minute; la respiration n'est plus inégale, 22. La contracture des membres du côté gauche a beaucoup diminué. Bâillements fréquents. La malade avale facilement les boissons qu'on lui présente.

À sept heures, température vaginale 38°,2; à onze heures, 38°,4.

Le lendemain matin, à huit heures, la contracture a presque entièrement disparu. La pupille du côté droit est toujours dilatée. Le pouls est à 82; la température, 38°,2 ; à dix heures, 38°,4 ; à midi, 38°,4. La face est rouge. Le pincement ne détermine plus les ecchymoses dont nous avons parlé plus haut. Persistance de l'état comateux.

A cinq heures, la malade interpellée brusquement répond quelques mots et peut même prononcer son nom. Lorsqu'on lui dit d'exécuter quelques mouvements, elle le fait, mais presque exclusivement avec les membres du côté droit ; ce n'est que très-faiblement qu'elle parvient à remuer les membres supérieur et inférieur du côté gauche. Il n'y a plus de contracture. La respiration est normale. Pouls régulier, 82 ; température vaginale, 38°,2. Même intégrité de la sensibilité à la douleur.

A dix heures du soir, la malade retombe dans le coma. La face est rouge, vultueuse. La pupille gauche est dilatée et ne se contracte pas sous l'influence de la lumière. La conjonctive n'est plus sensible, la cornée l'est encore. Les membres supérieur et inférieur du côté droit sont dans la résolution. Le pouls est fort, vibrant ; température vaginale, 38°,7.

Le 4, à huit heures du matin, résolution des quatre membres. Pas d'analgésie : au moindre pincement, grimace qui indique que la douleur est bien perçue. Les yeux sont déviés à gauche, la commissure labiale droite est abaissée, la malade fume la pipe, surtout du côté droit; respiration stertoreuse, à rhythme inégal ; pouls fort, vibrant, à 96 ; température, 40°,3. Pas de vomissements, urines involontaires.

Le soir à onze heures, température 40°,4. A ce moment, analgésie complète.

Le 5, même état ; pouls à 108 ; température, 41°,3 ; respiration accélérée.

A dix heures, température, 41°,3 ; à onze heures, 41°,4. Mort quelques instants après.

L'*autopsie*, pratiquée vingt-quatre heures après la mort, donne les résultats suivants :

La calotte crânienne est épaisse, difficile à briser et adhère fortement à la dure-mère. Celle-ci a un aspect violacé et forme, au niveau de la face externe de l'hémisphère droit, une saillie manifestement fluctuante. Les veines, très-apparentes, sont gorgées de sang noir. La dure-mère incisée, il s'écoule de chaque côté une notable quantité de sang demi-liquide. A droite, le sang épanché, bien plus abondant que du côté gauche, reposait sur les deux tiers antérieurs de la face externe de l'hémisphère dont il avait aplati les circonvolutions ; à gauche, il recouvrait seulement le lobe frontal.

A la face interne de la dure-mère se voit, à droite comme à gauche, une néomembrane parsemée de petites ecchymoses. Ces deux néomembranes examinées à un faible grossissement paraissent très-riches en vaisseaux.

Après avoir enlevé l'arachnoïde et la pie-mère, on aperçoit à l'extrémité postérieure de la deuxième circonvolution frontale de l'hémisphère droit un foyer d'hémorrhagie de la grosseur d'une noix muscade. La circonvolution latérale qui limite en avant la scissure de Rolando est également atteinte par l'hémorrhagie. Le foyer ne communique pas avec le sang épanché dans la cavité arachnoïdienne : à ce niveau, en effet, l'arachnoïde et la pie-mère ne présentent aucune solution de continuité. Enfin, dans l'épaisseur de la circonvolution de Longet se découvre un autre petit foyer du volume d'un pois. Le ventricule latéral droit ne contient pas de sang, et le corps opto-strié est tout à fait sain.

Dans l'hémisphère gauche, on ne découvre aucun foyer hémorrhagique.

Le ventricule moyen, le quatrième ventricule, ne renferment pas de sang ; les pédoncules cérébraux, la protubérance et le bulbe ne sont le siége d'aucune altération.

Dans le cervelet, au niveau du corps rhomboïdal, se trouve un ancien foyer représenté par une petite cavité kystique à contenu ocreux.

Les artères de la base de l'encéphale et leurs subdivisions sont très-athéromateuses.

Voici les lésions que présentent les autres organes.

Des adhérences nombreuses et anciennes fixent à la cage thoracique le sommet du poumon gauche. A l'incision de ce poumon, on constate une congestion œdémateuse très-prononcée. Au voisinage de la base se trouvent deux noyaux d'apoplexie ayant à peu près le volume d'une noisette. — Le poumon droit est également congestionné, mais principalement en arrière. A la face externe de son lobe inférieur, on voit une plaque d'hémorrhagie sous-pleurale large comme une pièce de 2 francs.

Le cœur est volumineux, il pèse 400 grammes ; ses cavités ne contiennent pas de caillots. Intégrité des valvules artérielles et auriculo-ventriculaires. Les deux coronaires sont athéromateuses. L'aorte est épaissie et parsemée de plaques gélatiniformes et calcaires.

L'estomac, l'intestin et la rate n'offrent rien de particulier à signaler.

Le foie est hypérémié, il pèse 1590 grammes. En l'incisant, on découvre dans l'épaisseur de son lobe droit deux kystes hydatiques dont l'un a le volume d'une noix, et l'autre celui d'une petite pomme. Le premier est rempli par une matière jaunâtre, caséeuse, et a des parois épaisses et calcaires ; le second, plus récent, renferme des échinocoques.

Le rein droit pèse 110 grammes, le gauche 120. Ces deux organes sont congestionnés, le gauche plus que le droit.

La vessie et l'utérus sont normaux.

Obs. II. *Attaque d'apoplexie chez un homme de soixante-dix ans ; perte de l'intelligence ; paralysie faciale du côté droit ; secousses convulsives dans les muscles de la face, du cou, du thorax et de l'abdomen ; paralysie avec contracture des membres du côté droit ; polyurie ; albuminurie et glycosurie passagères. Nouvelle attaque d'apoplexie ; réapparition de l'albumine et du sucre dans les urines ; mort. Autopsie : trois foyers hémorrhagiques anciens dans la substance blanche des circonvolutions de l'hémisphère gauche ; foyer plus récent dans la deuxième circonvolution pariétale de l'hémisphère droit.* — Le nommé Theureille, âgé de soixante-dix ans, est admis, le 3 mai 1874, à l'infirmerie de l'hospice d'Ivry, salle Saint-Jean-Baptiste, n° 18. Ce malade se disposait à sortir de sa salle, vers sept heures et demie du matin, lorsqu'on le vit s'affaisser et tomber brusquement près de son lit. L'interne de garde, appelé aussitôt, constata qu'il avait perdu complétement connaissance. Voici dans quel état nous le trouvons une demi-heure après l'attaque :

L'intelligence est abolie ; les paupières sont ouvertes et les globes oculaires déviés à gauche ; léger nystagmus des deux yeux, sialorrhée abondante. La commissure labiale droite est très-abaissée ; par moments, petites secousses tétaniformes des muscles de la face. Il en est de même des muscles du cou, du thorax, de l'abdomen et même du diaphragme. Les membres supérieur et inférieur du côté droit, indépendamment des secousses cloniques qu'on observe dans les autres régions, sont contracturés d'une façon permanente ; la contracture porte sur les muscles extenseurs. Semblable contracture se voit aussi, mais à un moindre degré, du côté gauche. Respiration stertoreuse, peu profonde, inégale et saccadée. Pas d'émission involontaire des urines ni des matières fécales.

Neuf heures. — Suspension des mouvements respiratoires pendant près de trente secondes. A ce moment il existe du trismus ; les espaces intercostaux sont déprimés : le doigt y rencontre des saillies dues à la contraction des muscles intercostaux. Émission d'une grande quantité d'urine ; celle-ci est claire, acide et a une densité de 1013 ; traitée par la chaleur et l'acide nitrique, elle donne un précipité floconneux d'albumine : la liqueur de Fehling y fait découvrir une assez notable quantité de sucre. A l'examen microscopique pas de globules de sang ni de globules de pus. Température rectale, 38°,4 ; pouls, 106 ; respiration, 28.

Dix heures. — Le malade porte spontanément son bras gauche à la tête ; l'avant-bras est contracturé et dans la demi-flexion. Deuxième examen des urines : même réaction acide, même transparence, même densité ; traces très-nettes d'albumine et de sucre. Température rectale, 38°,4 ; pouls, 108 ; respiration, 32.

Onze heures. — Les mouvements tétaniformes s'arrêtent. Le malade semble comprendre ce qu'on lui dit et prononce les mots : « Ça va bien. » Cinq minutes après les secousses convulsives recommencent, surtout dans les membres du côté droit. Contractions momentanées de l'orbiculaire des lèvres et des paupières. L'intelligence est de nouveau abolie.

Une heure. — Cessation des secousses convulsives de la face, du tronc et des membres. Paralysie presque complète du côté droit, sensibilité obtuse de ce côté.

Deux heures. — Délire loquace, assez incohérent. L'urine est examinée une troisième fois : elle est acide, assez colorée ; sa densité est de 1016 ; on y découvre encore des traces d'albumine et de sucre.

Six heures. — Le malade a un peu dormi. Température rectale, 37°,9 ; pouls, 104 ; respiration, 28. Quatrième examen des urines : coloration plus foncée, acides ; densité, 1017 ; pas de traces d'albumine ni de sucre.

Le 5, même état. Température rectale, 37°,4 ; pouls, 80 ; respiration, 22.

Le 7, le malade est devenu gâteux. Il paraît très-agité, parle et se plaint constamment. Par moments il interpelle les personnes qui s'approchent de son lit, les prenant pour ses locataires. Il se croit un grand propriétaire, et nous apprenons qu'il a toujours été très-malheureux et n'a probablement jamais rien possédé. Il n'a pas conscience de l'endroit où il se trouve.

Le 11, il quitte l'infirmerie pour entrer dans une salle de grands infirmes. Son état n'a d'ailleurs pas varié : il a une hémiplégie du côté

droit avec diminution de la sensibilité de ce côté. Quant à son intelligence
elle est notablement affaiblie.

Le 10 juillet suivant, Theureille fut repris de secousses tétaniformes
analogue à celles qu'il avait eues lors de sa première attaque d'apoplexie.
Ces secousses se répétèrent, paraît-il, presque tous les jours ; puis, dans
la soirée du 22, elles devinrent très-intenses et le malade tomba de nouveau dans le coma. On le transporta à l'infirmerie. Le lendemain matin
nous constatons tous les signes d'une nouvelle attaque : perte de connaissance, déviation conjuguée des yeux à droite, abaissement de la commissure labiale gauche, résolution des quatre membres. Par le cathétérisme
on retire une quantité d'urine incolore, acide, dans laquelle on constate
d'une manière nette la présence d'un peu d'albumine et de sucre.

A quatre heures secousses convulsives dans les membres, surtout ceux
du côté gauche ; forte rétraction des parois abdominales ; respiration
anxieuse et saccadée. Mort le lendemain.

Autopsie, faite vingt-neuf heures après la mort. — La dure-mère ne
présente aucune néomembrane à sa surface interne. Les parois des
artères de la base de l'encéphale sont parsemées de plaques athéromateuses. La pie-mère, très-congestionnée, se détache aisément sans déter-
miner la moindre exulcération à la surface des circonvolutions. Celles-ci
paraissent du reste tout à fait normales.

Des coupes pratiquées d'avant en arrière et transversalement sur l'hémisphère gauche permettent de constater les lésions suivantes : 1° un
foyer ocreux, enkysté, du volume d'une noix, dans la substance blanche
des circonvolutions, qui limitent le prolongement frontal du ventricule
latéral et juste au niveau où ce prolongement se confond avec le canal
circumpédonculaire, un peu au-dessus du bord externe du ventricule. Ce
foyer s'étend en dehors jusque dans l'épaisseur de la circonvolution mar-
ginale dont la substance grise lui sert de limite externe : en dedans il
est séparé de la cavité ventriculaire par une couche de 5 à 6 millimètres
de substance cérébrale ; 2° deux autres petits foyers, qui semblent du
même âge, situés dans l'épaisseur de la deuxième circonvolution occipi-
tale, l'un gros comme une noisette dans le tiers moyen de cette circonvolution, l'autre du volume d'un pois dans son tiers inférieur.

Le ventricule latéral ne renferme qu'un peu de sérosité citrine. Le
corps strié et la couche optique sont intacts.

En faisant sur l'hémisphère droit les mêmes coupes que sur l'hémisphère gauche, on trouve dans l'épaisseur et vers la partie moyenne de
la deuxième circonvolution pariétale (celle qui limite en arrière la scis-

sure de Rolando) un foyer hémorrhagique de la grosseur d'une aveline, non encore enkysté, à parois tomenteuses et dont le contenu commence déjà à prendre une teinte ocreuse. Le reste de l'hémisphère n'offre aucune altération.

On ne découvre rien d'anormal dans le troisième et le quatrième ventricule, les pédoncules cérébraux, le cervelet, la protubérance et le bulbe.

Le cœur est gros, son tissu est ferme; la seule altération que ses valvules présentent consiste en un épaississement, sans rugosités toutefois de la valvule mitrale.

Rien de particulier à signaler relativement à l'estomac, l'intestin, le foie et la rate. Les reins présentent tous deux un certain degré de congestion.

Obs. III. *Attaque d'apoplexie chez un homme de soixante-quatre ans, épistaxis, coma, hémiplégie du mouvement et de la sensibilité avec contracture du côté gauche, contracture des membres du côté droit, polyurie, albuminurie, glycosurie passagères, mort. Autopsie : dans l'hémisphère droit, foyer ancien au niveau de la circonvolution de la crête du corps calleux; foyer récent dans l'épaisseur des circonvolutions de l'insula, épanchement dans le ventricule latéral correspondant et le ventricule moyen.* — Le nommé Loyan, âgé de soixante-quatre ans, est transporté le 8 mai 1874 à l'infirmerie de l'hospice d'Ivry, salle Saint-Jean-Baptiste, n° 19.

Cet individu avait été frappé, il y a sept à huit mois, d'une hémiplégie incomplète, à la suite de laquelle son intelligence était restée très-affaiblie. A part son infirmité, il s'était relativement bien porté, seulement depuis quelque temps il avait une incontinence d'urine.

Le 8 mai, à sept heures et demie du matin, immédiatement après avoir pris son premier déjeuner, Loyan éprouva un grand malaise, puis il fut pris d'une épistaxis abondante. Au bout de quelques instants, il s'affaissa sur son lit et perdit connaissance. C'est alors qu'il fut transporté à l'infirmerie.

Voici dans quel état nous le trouvons une demi-heure après l'attaque :

Il est plongé dans un coma profond, la tête droite, les paupières ouvertes, les globes oculaires déviés à droite, les pupilles égales et parfaitement mobiles sous l'influence de la lumière, la bouche remplie d'une écume blanchâtre et filante. Aucun symptôme de paralysie faciale, mais légers mouvements convulsifs des lèvres.

Lorsqu'on soulève les membres supérieur et inférieur du côté gauche, ils retombent sur le lit, mais non brusquement comme une masse inerte. Tous deux sont contracturés, mais l'inférieur l'est beaucoup plus : il faut déployer une force considérable pour fléchir le genou. La jambe et le pied sont dans l'extension forcée. Au membre supérieur comme au membre inférieur, la sensibilité directe et réflexe paraît absolument abo - lie. Le contact d'un corps très-froid ou très-chaud, la piqûre d'une épingle, le pincement le plus énergique, le chatouillement de la plante du pied, ne provoquent aucun mouvement.

Le membre supérieur droit ne semble pas paralysé. Le malade le porte par instants à sa bouche et lui fait exécuter spontanément divers mouvements. Par contre, la sensibilité y est obtuse : il faut pincer fortement les téguments pour provoquer un mouvement. Quant au membre inférieur du même côté, il est contracturé, mais à un moindre degré que son congénère. Sa sensibilité est également émoussée.

Pas de nausées ni de vomissements, pas de garderobe, urines involontaires et très-abondantes.

La respiration est stertoreuse ; l'expiration semble être devenue beaucoup plus pénible que l'inspiration, puis par instants la respiration redevient calme, et l'on croirait que le malade dort d'un sommeil tranquille. Il est très-difficile de pratiquer convenablement l'auscultation des poumons à cause des râles trachéaux. Les battements du cœur sont sourds et tumultueux. Température rectale, 36°,2 ; pouls, 89.

A dix heures trois quarts, l'expression du visage n'a pas changé. L'écume baigne toujours les lèvres ; il y a parfois pour l'expulser une sorte d'effort qui n'a pas le caractère spontané des actes réflexes. Les yeux sont maintenant fermés. Le malade les ouvre de temps à autre et laisse voir un léger nystagmus de l'un et l'autre côté, mais plus prononcé à gauche ; il semble s'éveiller et faire un peu attention à ce qui se passe autour de lui. Température rectale, 38° ; pouls, 95.

A quatre heures du soir, la respiration est devenue plus calme. Même température que lors du précédent examen. A onze heures, évacuation très-abondante de matières fécales et d'urine. Température rectale, 37°,9 ; pouls, 92.

Le lendemain, à huit heures, même état des yeux. L'écoulement salivaire a cessé ainsi que la contraction intermittente des muscles des lèvres. Le bras gauche est dans la résolution complète ; lorsqu'on le soulève, il retombe absolument inerte sur le lit ; il n'offre plus trace de contracture. La sensibilité n'y est plus complétement abolie. Un pincement violent de la peau amène sur le visage une expression douloureuse qui n'existait pas hier. Au membre inférieur du même côté, la contracture a diminué :

il faut moins d'effort pour vaincre l'extension dans laquelle il se maintient. Une forte piqûre avec une épingle semble également perçue par le malade.

Le membre supérieur droit est légèrement contracturé, mais il ne cesse pas d'être parfois le siége de mouvements spontanés. Le membre inférieur correspondant reste dans l'extension forcée. L'un et l'autre ont recouvré en grande partie leur sensibilité. Température rectale, 38°,2 ; pouls, 96. — A six heures, température rectale, 38°,4 ; pouls, 94.

Le 10, à neuf heures du matin, même état qu'hier. Température rectale, 38°,6 ; pouls, 98. — A quatre heures, température rectale, 38°,8 ; pouls, 98. — A six heures, température rectale, 38°,9 ; pouls, 96.

Le 11, à huit heures du matin, le malade est retombé dans un coma très-profond. La respiration est tellement stertoreuse qu'il est impossible de rien entendre dans la poitrine. Température rectale, 38°,8 ; pouls, 96. — A quatre heures du soir, température rectale, 38°,9 ; pouls, 100. — A neuf heures, température rectale, 39°,2 ; pouls, 100. Mort dans la nuit.

Les urines furent examinées à plusieurs reprises pendant les vingt-quatre premières heures qui suivirent l'attaque. Voici les résultats de ces examens :

Le 8 mai, à neuf heures et demie, c'est-à-dire deux heures après le début des accidents, urines acides, nuages muqueux, densité 1013. Flocons d'albumine par la chaleur et l'acide nitrique ; quelques traces de sucre par la liqueur de Fehling et la potasse.

A deux heures et demie, même aspect, densité 1013. Même proportion du dépôt albumineux pour une même quantité d'urine ; précipité très-net de sucre.

A six heures et demie, urines limpides, acides ; densité, 1017. Léger nuage d'albumine, nulle trace de sucre.

Le 9, à huit heures du matin, coloration plus foncée qu'hier soir, acidité ; densité 1020. Ni albumine, ni sucre.

L'examen microscopique permit de constater qu'il n'existait dans ces différents échantillons d'urine ni globules de sang ni globules de pus.

Autopsie faite vingt-six heures après la mort. Rigidité cadavérique conservée.

Crâne. — Les os du crâne sont très-épais et très-résistants. Les artères méningées et les sinus ne présentent rien de particulier à signaler. Pas de néomembranes à la face interne de la dure-mère. Les artères de la base du cerveau sont très-athéromateuses. L'arachnoïde et la pie-mère viscérales se détachent assez facilement.

Des coupes pratiquées transversalement sur l'hémisphère droit ne font constater nulle part de foyers d'hémorrhagie ni de ramollissement.

L'hémisphère droit est au contraire le siége de plusieurs lésions. On y trouve : un foyer kystique, de couleur ocreuse, gros comme une noix muscade, situé immédiatement au-dessous des méninges, au milieu et dans l'épaisseur de la *crête* de la circonvolution du corps calleux ; un second foyer récent, siégeant dans la substance même des circonvolutions de l'insula , ce foyer est rempli de sang en partie coagulé, semblable à de la gelée de groseille ; sa paroi supérieure n'est autre que la substance grise des circonvolutions ; elle est continue et tomenteuse ; sa paroi inférieure est formée par la substance blanche qui limite supérieurement le ventricule latéral et mesure de 1 à 2 millimètres d'épaisseur. Ce dernier ventricule communique avec le foyer par un orifice large de 4 à 5 millimètres et renferme une certaine quantité de sang semi-liquide. Il est à noter que le corps opto-strié n'est pas lésé. Le *septum lucidum* et la voûte à trois piliers sont en partie déchirés. On trouve aussi un très-petit caillot dans le troisième ventricule.

Les pédoncules cérébraux, le cervelet, la protubérance et le bulbe sont intacts.

Thorax. — Il n'existe pas de liquide dans les cavités pleurales. Emphysème considérable du lobe supérieur du poumon gauche et congestion avec œdème de son lobe inférieur. Adhérences pleurales anciennes au niveau de la face externe du poumon droit, lobe supérieur normal, lobes moyen et inférieur congestionnés, mais non œdémateux.

Le péricarde ne contient pas de sérosité. Le cœur est volumineux, sortissu est ferme. Les orifices artériels et auriculo-ventriculaires ne sont le siége d'aucune altération. Pas trace d'athérome ni de dégénérescence graisseuse de l'aorte.

Abdomen. — On ne découvre rien d'anormal dans l'estomac, les intestins, le foie, la rate et les reins.

Obs. IV. *Attaque d'apoplexie chez un homme de soixante-quatorze ans, hémiplégie droite des membres et de la face ; polyurie, albuminurie et glycosurie passagères ; mort par cachexie le dix-neuvième jour. Autopsie : vaste foyer d'hémorrhagie ayant déchiré la couche optique gauche ; très-petite quantité de sang dans le ventricule latéral correspondant.* — Le nommé Meunier, âgé de soixante-quatorze ans, est apporté le 24 avril 1874 à l'infirmerie de l'hospice d'Ivry, salle Saint-Jean-Baptiste, n° 20.

Cet homme, dont les antécédents héréditaires n'offrent rien de spécial, a toujours vécu dans de bonnes conditions hygiéniques et n'a jamais fait d'excès alcooliques. La seule affection sérieuse qu'il ait jamais eue remonte à une vingtaine d'années. A cette époque, il aurait été frappé de paralysie, mais il est impossible d'obtenir des renseignements précis sur cette première attaque. Il y a quatre ans, lorsqu'il fut admis à l'hospice d'Ivry, sa santé était bonne, et depuis lors il n'a jamais eu besoin d'entrer à l'infirmerie.

Le dimanche 24 avril, à sept heures quarante-cinq minutes du matin, Meunier avait quitté l'hôpital pour se rendre à Paris ; il se portait tout aussi bien que les jours précédents ; il n'avait pas de céphalalgie, pas de vertiges, pas de bourdonnements d'oreille. La veille, il était allé à la garderobe comme de coutume. Son appétit était bon et ses digestions faciles.

Il avait à peine parcouru une distance de 800 mètres en dehors de l'hospice lorsqu'il s'affaissa ou plutôt tomba assez lourdement pour se faire une plaie contuse large comme une pièce de 5 francs sur la face dorsale de la main droite. Cette chute coïncida avec l'apparition d'une hémiplégie incomplète de tout le côté droit. M. Tapret, interne du service, aussitôt appelé, constata que le malade n'avait pas perdu connaissance et qu'il n'avait ni vomi, ni perdu ses urines ou ses matières fécales. La paralysie volontaire du côté droit était à ce moment le seul fait caractéristique de l'attaque.

Voici dans quel état nous trouvons ce malade à huit heures et un quart, c'est-à-dire trente minutes après le début des accidents.

Sa figure exprime la stupeur ; il regarde d'un air étonné les personnes qui le déshabillent et les aide même autant qu'il le peut. Sa mémoire est paresseuse ; quand on l'interroge, il hésite à répondre, balbutie et semble faire un effort comme pour rassembler des souvenirs confus. Il comprend pourtant très-bien ce qu'on lui demande et ne divague jamais dans ses réponses ; si parfois celles-ci manquent de précision, elles ne sont ni extravagantes ni étrangères à la question.

Il se tient dans le décubitus dorsal. Ses paupières se meuvent facilement, ainsi que les muscles de l'œil ; les pupilles sont égales et peu dilatées. Les rides du visage sont moins profondes du côté droit que de l'autre côté ; cette différence est nettement appréciable au front. Le sillon nasolabial est en partie effacé, mais on ne constate rien de particulier du côté des ailes du nez pendant l'inspiration. La commissure labiale droite est un peu abaissée ; par moments il survient de petits mouvements spontanés et involontaires des lèvres. La prononciation est lente et un peu embarrassée, mais cette gêne ne porte pas plus sur les labiales que sur les autres lettres. La langue est facilement tirée au dehors et sans aucune déviation. La luette n'est pas plus inclinée d'un côté que de l'autre. Quant aux sens spéciaux, la vue, l'ouïe et l'odorat, ils ne présentent aucun trouble appréciable.

Au membre supérieur du côté droit, les mouvements qui s'exécutent au moyen des muscles de l'épaule sont impossibles. Le malade ne peut élever le bras ni le porter dans l'adduction ou l'abduction. Les muscles de l'avant-bras sont moins paralysés ; la main est assez facilement ouverte ou fermée et le malade serre encore, mais faiblement. La sensibilité est obtuse ; un pincement même énergique est peu senti, et pour qu'il le soit il faut continuer ce pincement pendant près d'une demi-minute.

Au membre inférieur, tous les mouvements s'exécutent assez bien, soit qu'ils réclament l'intervention des muscles de la cuisse, soit qu'ils se fassent seulement avec ceux de la jambe. Cependant il est aisé de voir qu'ils sont plus lents et un peu moins étendus que ceux du côté opposé. On constate également un notable degré d'analgésie, et le chatouillement de la plante du pied ne provoque de mouvements réflexes qu'à la condition d'être fort et prolongé.

Au contraire, la motilité et la sensibilité sont restées tout à fait normales aux membres supérieur et inférieur du côté gauche.

La respiration est calme. La percussion et l'auscultation ne révèlent rien de particulier. Les battements du cœur sont un peu éclatants, mais ils se succèdent régulièrement et ne sont accompagnés d'aucun bruit morbide.

L'examen des urines fut fait à plusieurs reprises dans la première journée qui suivit l'attaque. La quantité recueillie de huit à dix heures du matin dépassa 2 litres, et cette polyurie continua jusqu'au lendemain, mais à un moindre degré. On put constater, en outre, que les urines étaient albumineuses et contenaient du sucre. Nous indiquerons plus loin les modifications qu'elles présentèrent aux différentes heures de la journée.

A huit heures trente minutes, une demi-heure après l'attaque, la température rectale est à 36°,8 ; le pouls, 80; la respiration, 22. — A neuf heures, température rectale, 36°,4 ; pouls, 72 ; respiration, 20. — A neuf heures et demie, pas de changement.

A dix heures et demie, la paralysie des muscles de l'avant-bras est plus manifeste que lors de l'examen précédent. Les mouvements de pronation et de supination sont devenus impossibles. Les muscles extenseurs sont complétement paralysés, mais les fléchisseurs se contractent encore bien. La différence entre la sensibilité et la motilité des deux côtés est toujours aisément appréciable au bras comme à la jambe. Température, 36°,4 ; pouls, 78 ; respiration, 20.

A onze heures, température, 36°,5 ; pouls, 78 ; respiration, 20. — A une heure et demie, température, 36°,8 ; pouls, 78 ; respiration, 21.

A trois heures et demie, somnolence moins accusée, mêmes caractères de la paralysie. Température, 37°,5 ; pouls, 78 ; respiration, 22.

A quatre heures, température, 37°,8 ; pouls, 80 ; respiration, 20.

A quatre heures et demie, le malade vomit un peu d'eau rougie qu'il venait de prendre.

A cinq heures, température, 37°,9 ; pouls, 79 ; respiration, 20. — A six heures, température, 38°,2 ; pouls, 80 ; respiration, 21.

A sept heures, vomissements répétés ; somnolence beaucoup plus prononcée que dans l'après-midi. Température, 38°,4 ; pouls, 78 ; respiration, 20.

A huit heures, respiration égale et régulière ; à l'auscultation, on entend de nombreux râles sous-crépitants dans le tiers inférieur des deux poumons. Température, 38°,5 ; pouls, 78 ; respiration, 20.

A neuf heures, les vomissements ont cessé ; sueurs abondantes. Température, 38°,8 ; pouls, 80 ; respiration, 22.

A dix heures, température, 38°,8 ; pouls, 80 ; respiration, 22. — A onze heures, température, 38°,3 ; pouls, 76 ; respiration, 20.

A minuit, un peu de hoquet. Température, 38° ; pouls, 76 ; respiration, 20.

Le lendemain 25 avril, à huit heures du matin, la somnolence a diminué et le malade peut prendre quelques aliments. La miction et la défécation sont toujours sous l'influence de la volonté. Température, 38°; pouls, 76 ; respiration, 20. — A dix heures, température, 38° ; pouls, 78; respiration, 22. — A six heures du soir, température, 38°,2 ; pouls, 80 ; respiration, 22.

Le 26, à huit heures du matin, température, 37°,8 ; pouls, 76 ; respiration, 20. L'amélioration constatée hier a continué. Les râles sous-crépitants signalés précédemment sont plus gros et plus humides dans le poumon droit que dans le poumon gauche. — A six heures du soir, température, 37°,8 ; pouls, 78 ; respiration, 20.

Les 27, 28, 29 et 30 avril, la température rectale, le pouls et la respiration, régulièrement explorés, n'offrirent pas de variations.

Le 3 mai, même état des membres paralysés. Le malade mange peu, ou pour mieux dire il ne prend que quelques tasses de bouillon, et encore n'est-ce qu'avec une grande répugnance. Température, 37°,7 ; pouls, 74 ; respiration, 20.

Le 13 mai, l'affaiblissement est devenu extrême, et le malade est tombé dans le marasme. La plaie qu'il s'était faite à la main droite s'est grandie et a pris un aspect livide. Il en est de même d'une autre petite plaie qu'une dent longue et pointue avait produite à la lèvre inférieure. Mort dans la soirée.

L'urine, avons-nous dit, fut analysée plusieurs fois pendant les vingt-quatre premières heures qui suivirent l'attaque d'apoplexie. Voici les modifications constatées lors de ces différents examens.

A huit heures un quart du matin, urine acide, claire ; densité, 1010 ; léger nuage albumineux par la chaleur et l'acide nitrique ; pas trace de sucre. A l'examen microscopique, on ne trouve ni pus, ni sang, mais seulement quelques cellules épithéliales.

A neuf heures moins un quart, urine acide, trouble ; densité, 1008,5; nuage d'albumine plus accusé que lors du précédent examen ; légères traces de sucre (potasse et liqueur de Fehling), quelques cylindres épithéliaux.

A neuf heures un quart, urine moins acide, légèrement trouble ; densité, 1007; flocons d'albumine, traces de sucre plus prononcées.

A neuf heures trois quarts, urine neutre, claire ; densité, 1005,5 ; albumine moins abondante, sucre en plus grande proportion.

A dix heures et demie, urine neutre, claire ; densité, 1005 ; léger nuage albumineux ; aucune trace de sucre.

A six heures et demie du soir, urine très-alcaline; densité, 1013; ni albumine, ni sucre.

A huit heures, urine très-alcaline ; densité, 1015 ; plus trace d'albumine ni de sucre.

Autopsie faite trente heures après la mort. Rigidité cadavérique conservée.

Crâne. — La dure-mère est épaissie et très-adhérente au crâne. La pie-mère ne présente ni congestion, ni épaississement ; elle s'enlève sans entraîner avec elle la moindre parcelle de substance cérébrale. Les artères de la base sont toutes athéromateuses à un haut degré.

En pratiquant sur le cerveau des coupes perpendiculaires au grand axe des hémisphères, on reconnaît : 1° que l'hémisphère droit est absolument sain ; 2° que dans l'hémisphère gauche l'avant-mur, le noyau gris intra-ventriculaire, la substance blanche et le noyau gris intra-ventriculaire du corps strié sont indemnes de toute lésion, tandis que la couche optique est déchirée et comme décollée de la surface supérieure du pédoncule cérébral par un vaste foyer d'hémorrhagie ayant à peu près le volume d'un œuf et constitué par du sang légèrement coagulé, assez semblable à de la gelée de groseille. Dans le ventricule latéral correspondant, on trouve une petite déchirure située au niveau de l'extrémité postérieure de la couche optique. Une très-petite quantité de sang a pénétré par cette voie dans la cavité ventriculaire et s'est logée exclusivement dans le sillon qui sépare la couche optique du corps strié.

Il n'y a de sang ni dans le ventricule moyen, ni dans le quatrième ventricule.

Le bulbe, la protubérance et le cervelet ne présentent ni lacunes anciennes, ni foyers d'hémorrhagie.

Thorax. — Il existe des adhérences anciennes entre les deux feuillets de la plèvre au niveau du sommet et à la partie postérieure des deux poumons.

Le poumon droit présente dans sa totalité une congestion très-intense, accompagnée d'œdème. Le tissu pulmonaire surnage quand on le plonge dans un vase rempli d'eau ; il faut excepter toutefois la partie centrale du lobe inférieur où se voit un infarctus de la grosseur d'une noix muscade. En suivant les branches de l'artère pulmonaire, on finit par découvrir le caillot oblitérant qui est blanchâtre et assez résistant. — Les ramifications bronchiques se rendant au lobe inférieur sont le siége de nombreuses dilatations moniliformes qui contiennent un liquide épais, purulent.

Le poumon gauche est congestionné dans ses deux tiers supérieurs ; son tiers inférieur offre tous les caractères de ce qu'on a décrit sous le nom de pneumonie hypostatique. Les divisions bronchiques sont bien moins dilatées que celles du poumon droit.

Le cœur est augmenté de volume, son tissu est rouge et ferme. Les valvules aortiques et mitrale sont notablement épaissies, mais sans présenter de rugosités.

Les viscères abdominaux ne présentent rien de particulier à signaler, si ce n'est le rein droit qui est le siége d'un infarctus déjà ancien.

Obs. V. *Attaque d'apoplexie chez un homme de soixante-quinze ans : coma avec résolution des quatre membres pendant six heures, puis retour de l'intelligence et du mouvement ; insensibilité des membres et du tronc. Diminution de la densité de l'urine. Albuminurie, glycosurie, mort. Autopsie : foyer sanguin du volume d'une grosse aveline au centre de la couche optique gauche ; autre foyer gros comme un pois dans la couche optique droite; intégrité des autres parties de l'encéphale, à part un petit foyer de la grosseur d'une lentille dans la moitié inférieure de la protubérance.* — Le nommé Cordonnier, âgé de soixante-quinze ans, est admis, le 24 mai 1874, à l'infirmerie de l'hospice d'Ivry, salle Saint-Jean-Baptiste, n° 1.

Il est impossible d'avoir des renseignements précis sur les antécédents de cet homme. Tout ce que nous avons pu apprendre, c'est qu'il allait et venait dans l'établissement et paraissait se bien porter.

Le 24 mai, à trois heures du matin, il se lève pour uriner, mais à peine est-il descendu de son lit qu'il s'affaisse comme une masse inerte et perd connaissance. La respiration devient aussitôt bruyante et pénible, et peu de temps après des flots d'écume blanchâtre sont rejetés à chaque expiration. On le transporte à l'infirmerie quelque temps après.

Voici dans quel état l'interne de garde le trouve à six heures du matin : décubitus dorsal, coma profond, paupières ouvertes, globes oculaires immobiles, pupilles égales et normalement dilatées ; résolution et analgésie des quatre membres ; même insensibilité des parois du thorax et de l'abdomen ; dyspnée intense, respiration bruyante. A l'exploration du thorax, on constate un peu de submatité dans le tiers inférieur du poumon droit. Il est impossible d'ausculter convenablement le poumon et le cœur, à cause des râles trachéaux. La bouche est remplie d'un liquide spumeux, épais, qui gêne la respiration. Pas de nausée ni de vomissements, pas d'évacuation involontaire des urines ni des matières fécales. L'urine, extraite au moyen de la sonde, est claire, acide, d'une densité de 1009 ; la chaleur et l'acide nitrique y font découvrir une notable quantité d'albumine ; traitée par la liqueur de Fehling, elle donne un précipité très-net d'oxydule de cuivre. Pas d'éléments figurés à l'examen microscopique.

A neuf heures, le malade a recouvré en grande partie son intelligence ; l reconnaît les personnes qui l'environnent et dit à plusieurs reprises : « Ça va mal. » Lorsqu'on lui demande de faire certains mouvements, il les exécute très-bien.

A onze heures, température rectale, 37°,7 ; pouls, 108 ; respiration, 46. A ce moment, la mâchoire inférieure est prise d'un tremblement qui dure environ une heure. Les mouvements semblent moins bien se faire que lors du précédent examen. La sensibilité est un peu revenue à gauche; lorsqu'on pince la peau de ce côté, le malade se plaint. Insensibilité complète à droite. Il s'écoule toujours de la bouche un liquide spumeux.

L'auscultation de la poitrine fait entendre des râles sous-crépitants et muqueux en arrière des deux poumons. Émission involontaire des urines.

A une heure, température rectale, 39°,9; pouls, 116; respiration, 40.
— A trois heures du soir, température, 40°,6 ; pouls, 120 ; respiration,
42. Même état de la motilité. Si l'on pince le bras ou la jambe gauche,
le malade les retire vivement. Il ne paraît rien sentir du côté opposé. La
peau est couverte d'une sueur abondante.

A cinq heures, température rectale, 40°,8 ; pouls, 120 ; respiration,
56. Deuxième examen des urines : plus colorées ; densité, 1015 ; au
microscope, ni globules de sang, ni globules de pus ; il n'y a plus trace
de sucre, et l'albumine n'existe plus qu'en faible quantité.

Le 22 mai, à huit heures du matin, température rectale, 40°,8. L'état
du malade est en tout semblable à celui de la veille. Ce qui frappe surtout, c'est la persistance de la perte de la sensibilité alors que la motilité est conservée. Mort à onze heures.

Autopsie. — Rien de particulier lorsqu'on enlève la calotte crânienne.
La dure-mère ne présente pas de néomembranes à sa face interne, et l'on
n'aperçoit aucune suffusion au-dessous de l'arachnoïde viscérale. Le cerveau est ferme, et lorsqu'on le dépouille de ses enveloppes, on ne détermine pas de déchirure de sa substance grise corticale ; toutes les artères
de la base et leurs subdivisions sont parsemées de petits noyaux jaunâtres
caractéristiques de l'athérome.

Foyer sanguin récent du volume d'une grosse aveline au centre même
de la couche optique gauche. Ce foyer est allongé dans le sens antéro-
postérieur ; sur la pièce durcie dans l'alcool, il mesure 1 centimètre 1/2
dans ce sens, 5 millimètres verticalement et 7 millimètres transversalement.

Dans la couche optique droite, on trouve également un petit foyer
d'hémorrhagie de date récente, ayant le volume d'un petit pois et siégeant, comme celui du côté opposé, au centre de la couche optique.

Pas de lésion de la voûte à trois piliers ; rien dans le corps strié, rien
dans l'avant-mur de l'un et l'autre côté. Pas de sang dans le ventricule
moyen ni dans les ventricules latéraux.

Une incision verticale faite sur le pédoncule cérébral et la couche optique gauches permet de voir que le foyer hémorrhagique est un peu au-
dessus et un peu en arrière de la direction présumée des pédoncules cérébraux.

Intégrité complète des pédoncules cérébraux, du cervelet et du bulbe.

En faisant une coupe horizontale d'avant en arrière, sur la face inférieure de la protubérance, au niveau de l'émergence des nerfs triju-
meaux, on découvre deux petits foyers symétriques de chaque côté de la

ligne médiane, à peu près à égale distance du bord antérieur et du bord supérieur. Celui de gauche n'est autre qu'un kyste lacunaire de la grosseur d'une petite lentille ; celui de droite est constitué par une infilration de sang du volume d'une lentille ; un filet d'eau ne fait pas disparaître ce sang et ne détermine pas la production de filaments flottants, qui ne manqueraient pas d'apparaître si le tissu de la protubérance était réellement dilacéré.

Thorax. — Pas d'ecchymoses sous-pleurales ni à droite ni à gauche.

Poumon droit, 900 grammes ; apoplexie vraie de tout le lobe inférieur, congestion et œdème considérables des deux lobes supérieur et moyen.

Poumon gauche, 700 grammss ; congestion modérée de tout l'organe.

Cœur hypertrophié, 380 grammes ; aorte très-athéromateuse et calciliée, surtout au niveau de son grand sinus.

Abdomen. — Injection de la muqueuse de l'estomac au niveau de la grande courbure. Rien de spécial pour le foie et la rate.

Rein droit, 180 grammes, congestion intense, pas d'ecchymoses ni l'apoplexie.

Rein gauche, 140 grammes, congestionné, mais à un moindre degré que son congénère.

REMARQUES.

Comme on le voit par les faits qui précèdent, la polyurie et l'albuminurie apparaissent de très-bonne heure, parfois même dès la première demi-heure qui suit l'attaque d'apoplexie (obs. I et IV). Ce n'est que plus tardivement que l'on constate la présence du sucre dans les urines. Il n'y a là rien qui doive surprendre si l'on se rappelle que M. Cl. Bernard a noté (1), dans ses belles expériences sur le plancher du quatrième ventricule, que la glycosurie ne se montre que deux heures à deux heures et demie après l'opération.

(1) *Leçons sur la physiologie et la pathologie du système nerveux*, 1858, t. I, p. 53. — J'ai observé également l'apparition précoce de l'albuminurie et de la polyurie dans les expériences que j'ai faites pour étudier l'influence des lésions de l'encéphale sur la production de la congestion et de l'apoplexie des reins (*De la congestion et de l'apoplexie rénales dans leurs rapports avec l'hémorrhagie cérébrale*, in *Arch. gén. de méd.*, 1874, 6e série, p. 129).

La quantité d'urine rendue peut être considérable ; ainsi chez le malade qui fait le sujet de l'observation IV, on retira de la vessie, dans l'espace de deux heures, plus de 2 litres d'urine, et jusqu'au lendemain on constata qu'il en avait été excrété une quantité considérable. L'urine ainsi obtenue est incolore, acide et d'une densité bien inférieure à celle de l'urine normale ; dans plusieurs cas la densité descendit à 1007, 1006, 1005 et même 1004 pour remonter ensuite à 1015, 1017 et 1020. Il est à remarquer que deux fois j'ai vu l'urine, après avoir été très-acide au commencement de l'attaque, devenir alcaline au moment où disparaissaient l'albumine et le sucre.

L'albuminurie suit de très-près le début de la polyurie, si elle n'apparaît pas en même temps qu'elle. Légère d'abord, elle augmente rapidement, reste stationnaire quelque temps, puis cesse en général au bout de douze à vingt-quatre heures ; cependant elle persiste quelquefois jusqu'à la mort des malades. A propos de l'albuminurie, je ferai observer que j'ai toujours examiné l'urine au microscope, pour rechercher s'il n'y avait pas du pus ou du sang. Il existe, en effet, assez souvent chez le vieillard des fausses albuminuries liées à la présence de ces deux substances dans l'urine et dont les causes peuvent être très-diverses (calculs du rein, inflammation de la vessie, etc.). Je me suis également assuré dans chaque cas de l'état des reins ; il n'existait pas de maladie de Bright. Cela était d'autant plus essentiel que tout le monde sait que la maladie de Bright peut être le point de départ d'une hémorrhagie cérébrale. Dans les faits rapportés plus haut, l'urine ne contenait ni globules de pus, ni globules de sang. Je dois pourtant dire que dans trois cas, qui ne sont pas consignés ici, j'ai trouvé dans le champ du microscope quelques globules de sang, alors que l'urine, très-notablement albumineuse, était limpide comme de l'eau claire et que la vessie, ainsi que l'autopsie le démontra, était ndemne de toute altération.

C'est là évidemment une preuve de l'état congestif des reins au moment où se produisait le trouble urinaire. Quant au moyen mis en usage pour constater l'albuminurie, il consista toujours à porter l'urine à l'ébullition, puis à y ajouter quelques gouttes d'acide nitrique.

Pour déceler la présence du sucre on se servit de la potasse et surtout de la liqueur de Fehling. Quelquefois la réaction ne se faisait pas instantanément avec la liqueur de Fehling ; elle n'apparaissait qu'après le refroidissement ou même au bout de quelques heures, mais dans tous les cas elle était très-nette. On apercevait au fond du tube à expérience ou sur ses parois un dépôt caractéristique d'oxydule de cuivre. Il importe d'ajouter que lorsque les traces de sucre semblaient douteuses, il suffisait de coaguler l'albumine et de filtrer ensuite l'urine ; la présence du sucre devenait alors très-manifeste. — La proportion de l'albumine et du sucre m'a paru être le plus souvent en rapport avec le volume du foyer hémorrhagique ou avec son siége, plus ou moins rapproché de la moelle allongée. Jamais je ne l'ai vue aussi considérable que dans les cas d'hémorrhagie étendue de la protubérance (1).

Ce n'est pas tout. Chaque fois qu'il nous a été possible de faire une exploration thermométrique immédiatement après l'attaque ou dans les premiers instants qui l'ont suivie, nous avons toujours constaté, en même temps que les troubles de la sécrétion urinaire, un abaissement notable de la température.

Cet abaissement initial de la température est du reste constant dans l'apoplexie cérébrale, comme l'ont démontré les recherches de M. le professeur Charcot et de ses élèves (2).

(1) Dans un cas de ce genre nous avons trouvé, quatre heures après l'attaque d'apoplexie, 15 grammes de sucre par litre d'urine. Il y avait en même temps une si grande quantité d'albumine, que l'urine se coagulait en masse après l'addition de quelques gouttes d'acide nitrique.

(2) Charcot, *Note sur la température des parties centrales dans l'apoplexie liée à l'hémorrhagie cérébrale et au ramollissement du cerveau*, in *Comptes rendus de la Soc. de biol.*, 1867, 4ᵉ série, t. IV, p. 92. — Lépine, *Note sur deux cas d'hé—*

Ces faits dans lesquels on observe de la polyurie, de l'albuminurie et de la glycosurie après des hémorrhagies qui n'intéressent ni les parois du quatrième ventricule, ni les pédoncules cérébraux sont importants à connaître au point de vue de la séméiologie. Ils montrent que l'on ne doit pas, ainsi que l'ont fait divers auteurs, considérer ce syndrome comme un signe diagnostique des hémorrhagies de la protubérance annulaire. En effet, de même que ces hémorrhagies, un épanchement sanguin siégeant dans le corps opto-strié, la substance blanche des hémisphères, les circonvolutions, ou la cavité arachnoïdienne, peut produire de la polyurie et amener dans l'urine la présence du sucre et de l'albumine.

Mais si ce syndrome n'a pas une grande valeur comme signe diagnostique, il a comme signe pronostique une réelle importance. Toutes les fois que dans un cas d'apoplexie cérébrale, on observera dans l'urine, *à un notable degré*, ces modifications de quantité et de qualité dont je viens de parler, c'est-à-dire la polyurie, l'albuminurie et la glycosurie, on devra porter un pronostic fâcheux.

A quelle cause faut-il rapporter l'apparition, dans l'apoplexie cérébrale, de ces trois phénomènes morbides, polyurie, albuminurie, diabète? C'est là une question à laquelle il est difficile de répondre aujourd'hui d'une manière complète. Voyons néanmoins ce que peut nous apprendre à ce sujet la physiologie expérimentale.

On sait que la plupart des physiologistes admettent que la moelle allongée est le principal, sinon l'unique centre vasomoteur du corps entier. Lorsqu'un épanchement se produit brusquement dans le cerveau, au-dessus de la moelle allongée,

morrhagie sous-méningée, in *Mém. de la Soc. de biol.*, 1867, p. 45. — Bourneville, *Études cliniques et thermométriques sur les maladies du système nerveux*, 1872, 1ᵉʳ fascicule, p. 17 et suivantes. — Dans un cas d'hémorrhagie méningée que j'ai eu l'occasion d'observer, la température rectale était tombée à 33°,5 deux heures et demie après l'attaque apoplectique.

il peut se faire, en raison de l'abondance de l'épanchement, une compression de la base de l'encéphale ; mais on ne saurait invoquer cette explication lorsque l'épanchement est peu considérable et dans un siége éloigné ; dans ce cas ne pourrait-on pas admettre qu'il se fait, par suite de la déchirure des fibres, au moment où l'hémorrhagie se produit, un ébranlement, une sorte de commotion brusque et passagère, allant jusqu'à la moelle allongée et qui, reproduisant pour ainsi dire l'ébranlement causé par la piqûre dans l'expérience célèbre de M. Claude Bernard, donnera lieu aux mêmes phénomènes, paralysie des nerfs vaso-moteurs du rein et du foie, d'où albuminurie et polyurie d'une part, et diabète d'autre part (1).

Dans l'hémorrhagie cérébrale aussi bien qu'à la suite de lésions expérimentales et pour la même raison, les désordres apparaissent le plus souvent au début et ne durent que peu de temps.

Il n'est pas sans intérêt, au point de vue de la pathogénie, de rapprocher ces troubles de l'excrétion urinaire de l'abaissement de la température centrale qui a été signalé par M. Charcot dans les cas d'apoplexie cérébrale ; ce sont des phénomènes de même ordre ; suivant toute probabilité il se produit, sous

(1) Je renvoie pour de plus amples détails sur ces intéressantes questions de physiologie pathologique aux travaux suivants :

Claude Bernard, *Leçons sur le diabète,* in *Revue scientifique,* 2ᵉ série, 1873, p. 940, 970 et 1017.

Kien (A.), *De l'augmentation morbide des urines ou de la polyurie en général.* Thèse de Strasbourg, 1865.

Kiener (P.), *Essai sur la physiologie de la polyurie,* thèse de Strasbourg, 1866.
Lancereaux, *De la polyurie,* thèse d'agrégation, Paris, 1869.
Roberts (W.), *Pratical treatise of urinary and renal Diseases.* London, 1ᵉʳ édit., 1865, et 2ᵉ édit., 1872.

Lander Brunton, *Lectures on the Pathology and Treatment of Diabetes mellitus,* in *Brit. med. Journ.,* 1874, t. I, p. 1, 39 et 221.

George Johnson, *The Relation between arterial Tension and Albuminuria,* in *Brit. med. Journ.,* 1874, t. I, p. 606 et 807.

A. Vulpian, *Leçons sur l'appareil vaso-moteur,* 1875, p. 543 et suivantes.

l'influence de la même cause, dans les parties périphériques aussi bien que dans le foie et dans le rein, une paralysie vaso-motrice, laquelle, augmentant la quantité du sang qui circule au voisinage du milieu ambiant sans accroître l'intensité des combustions organiques, amène par cela même un refroidissement dans la masse du sang, un abaissement dans la température centrale. Sans prétendre tout expliquer, cette manière de voir me paraît assez vraisemblable et conforme à l'état actuel de la science.

FIN

PARIS. — IMPRIMERIE DE E. MARTINET, RUE MIGNON, 2